Jose M. Beleña
Monica Nuñez
Alfonso Vidal

O manejo da cefaléia pós-punção dural em uma paciente obstétrica

O manejo da cefaléia pós-punção dural em uma paciente obstétrica

Jose M. Beleña
Monica Nuñez
Alfonso Vidal

O manejo da cefaléia pós-punção dural em uma paciente obstétrica

ScienciaScripts

Imprint
Any brand names and product names mentioned in this book are subject to trademark, brand or patent protection and are trademarks or registered trademarks of their respective holders. The use of brand names, product names, common names, trade names, product descriptions etc. even without a particular marking in this work is in no way to be construed to mean that such names may be regarded as unrestricted in respect of trademark and brand protection legislation and could thus be used by anyone.

Cover image: www.ingimage.com

This book is a translation from the original published under ISBN 978-620-2-06828-4.

Publisher:
Sciencia Scripts
is a trademark of
Dodo Books Indian Ocean Ltd. and OmniScriptum S.R.L publishing group

120 High Road, East Finchley, London, N2 9ED, United Kingdom
Str. Armeneasca 28/1, office 1, Chisinau MD-2012, Republic of Moldova, Europe
Printed at: see last page
ISBN: 978-620-7-95565-7

CONTEÚDO

DEDICAÇÃO

Dedico-o à minha mãe e ao meu pai; *amare et sapere vix deo conceditur.*

RESUMO

A cefaleia pós-punção dural (HPP) é a complicação principal mais comum após anestesia neuraxial e este evento adverso ocorre geralmente em obstetrícia.

Embora a dor de cabeça que pode surgir seja frequentemente autolimitada, na maioria dos casos é desagradável ou dolorosa, podendo tornar-se incapacitante e estar associada a complicações muito graves.

A HPP é a complicação mais frequente associada à analgesia epidural. A sua incidência tem vindo a diminuir ao longo dos anos, principalmente devido, entre muitos outros factores, à maior experiência do anestesiologista, ao aperfeiçoamento das técnicas e à utilização de agulhas de pequeno calibre e de ponta não cortante.

A Sociedade Internacional de Cefaleias (HIS) define a HPP como uma cefaleia que melhora com a posição supina no espaço de 15 minutos e que é exacerbada numa posição sentada ou de pé no espaço de 15 minutos. A dor pode ser acompanhada por rigidez do pescoço, fotofobia, perda de audição, náuseas ou zumbido. A cefaleia desenvolve-se no prazo de 5 dias após a punção dural, embora ocorra geralmente durante o primeiro ou segundo dias e, normalmente, resolve-se espontaneamente ou no prazo de 48 horas após o tratamento. No entanto, os sintomas raramente persistem durante meses ou anos. A cefaleia pode ser intensa e muitas vezes dura mais tempo, tornando-se mais incapacitante nas doentes obstétricas do que na população em geral. Este evento está geralmente associado a um aumento do tempo de hospitalização após o parto vaginal.

Foram sugeridas algumas medidas profilácticas, mas as provas que as sustentam são fracas e inconsistentes.

Uma vez iniciados os sintomas, aplica-se um tratamento conservador durante as primeiras 24 horas. Se esta abordagem falhar, a intervenção mais eficaz continua a ser um penso de sangue, que não deve ser adiado para além de 24 a 48 horas, a fim de evitar o sofrimento do doente. Caso sejam necessários mais pensos de sangue, devem ser excluídas outras causas possíveis de dor de cabeça.

Palavras-chave: cefaleia pós-punção dural, obstetrícia, penso sanguíneo epidural

INTRODUÇÃO

A cefaleia pós-punção dural (HPP) em obstetrícia foi descrita por Bier em 1898 [1], que a atribuiu à perda de líquido cefalorraquidiano (LCR). A primeira publicação sobre essa teoria foi feita por McRobert em 1918 [2]. [th]No início do século XX, a raquianestesia (AS) era realizada com agulhas grossas e a incidência de HPP era de 50-66% [3,4]. Em 1951, Whitacre e Hart [5] desenvolveram uma agulha com extremidade "ponta de lápis", o que resultou numa redução significativa da frequência de cefaleias. A HPP é uma complicação frequente e relevante em obstetrícia. Pode constituir um problema grave neste grupo populacional, devido à limitação dos cuidados ao recém-nascido por parte da mãe. Pode estar na origem de complicações médicas potencialmente graves, para além de ter implicações legais.

ETIOPATOGENIA

A cefaleia pós-punção dural é a complicação maior mais frequente após anestesia neuroaxial [6-9], e pode ocorrer devido a eventos durais causados por diferentes etiologias, como anestesia subaracnóidea (AS) com HPP até 1%, punção dural acidental (PAD) durante anestesia epidural (AE) (incidência global de PAD entre 0,5-2,5%, com aparecimento de HPP até 85%).5-2,5%, com aparecimento de HPP até 85%), implantação de dispositivos intratecais, punção diagnóstica intratecal, quimioterapia intratecal ou mielografia.

O mecanismo responsável pela cefaleia permanece um mistério, mas a lesão da dura-máter produz a perda de LCR [10]. Por um lado, haveria uma diminuição da pressão intracraniana (PIC), com a tração de estruturas intracranianas. Por outro lado, com base na teoria de Monro-Kellie, haveria uma vasodilatação compensatória das veias intracranianas. A produção de LCR em adultos é de 500 ml por dia (0,35 ml.min-1), sendo o volume total de cerca de 150 ml. A perda de LCR através da punção dural (0,084-4,5 ml.s-1) é geralmente maior do que a sua taxa de produção, particularmente com agulhas maiores do que 25G. A pressão do LCR no adulto na região lombar é de 5-15 cmH_2O na posição horizontal e de 40 cmH_2O na posição erecta. Após a punção dural, ela cai para 4 cmH_2O ou menos [3,11].

Um elemento distintivo e essencial da HPP é o seu componente postural; na posição de pé, a pressão intracraniana diminui e a vasodilatação intracraniana aumenta, piorando a cefaleia. Na posição supina, as pressões do LCR nas cisternas intracranianas e no compartimento lombar são equalizadas, com melhora da cefaleia.

Outros sintomas associados podem ser justificados pela fisiopatologia da doença [7]:

1.   Hipotensão intracraniana: Pode causar perda de audição, quando transmitida ao ouvido interno através do conduto coclear. A perda de audição recupera completamente quando a pressão do LCR é restabelecida.

2.   Tração de estruturas intracranianas: Provoca náuseas e vómitos por tração do nervo vago, paralisia oculomotora, estrabismo e diplopia por tração dos IV e VI pares cranianos.

3.   Tensão de 1 -3^{strd} nervo cervical: Gera dor cervical.

A Sociedade Internacional de Cefaleias (IHS) define a HPP como uma "cefaleia bilateral que ocorre no prazo de cinco dias após uma punção lombar, causada pela fuga de líquido cefalorraquidiano (LCR) através da punção dural e que remite espontaneamente no prazo de duas semanas, ou após a selagem da fuga com um penso lombar epidural autólogo". A cefaleia piora durante os 15 minutos após assumir a posição sentada e desaparece ou melhora nos 30 minutos seguintes após regressar à posição de decúbito [12].

Seria mais apropriado designar o conjunto de sintomas como "síndrome postural dural", uma vez que o termo HPP sugere que a dor de cabeça é a única manifestação [13,14]. A HPP começa normalmente nos primeiros 3 dias após a lesão da dura-máter (90-99%) [15], sendo também possível o seu aparecimento entre os dias 5 e 14, mas tal é raro. A dor de cabeça pode ser relatada imediatamente após a punção dural, mas não é comum.

A distribuição da cefaleia é principalmente occipital; irradia para o pescoço e para os ombros e é frequentemente acompanhada por uma rigidez no pescoço. Trata-se de uma dor não pulsátil e a sua intensidade pode ser de ligeira a intensa [16]. É possível que surjam sintomas clínicos acompanhantes, como náuseas, vómitos, fotofobia, cegueira [17], diplopia, zumbido e surdez. A cefaleia agrava-se com a movimentação da cabeça, tosse ou compressão da jugular bilateral. É aliviada pela compressão abdominal [16,18,19]. Em crianças a clínica pode ser atípica, sendo necessário um alto índice de suspeição [19]. O quadro é autolimitado e geralmente desaparece em poucos dias, mas sem tratamento pode durar até anos. A maior série referente a esta condição continua sendo a publicada por Vandam e Dripps [15], em 1956, baseada em 10.098 anestesias subaracnóideas. Segundo estes autores, 75% dos HPP foram recuperados nos primeiros 7 dias da lesão, 8% recuperados na segunda semana, 5% durante as 3-6 semanas seguintes, 2% durante os 3-6 meses seguintes e 4% duraram até 12 meses após a punção dural.

FACTORES DE RISCO

Factores que dependem do doente

- Idade: A incidência de HPP é inversamente proporcional à idade após os 20 anos[20]. Tem sido dito que a HPP é infrequente em crianças devido à velocidade de produção e à baixa pressão do LCR, mas é mais provável que seja devido à má comunicação entre os casos. Alguns autores estudaram a incidência de HPP em crianças e encontraram taxas comparáveis às de adultos jovens [21].

- Sexo. Existe um risco desproporcionado de HPP nas mulheres jovens, que diminui gradualmente até à menopausa, igualando assim o dos homens [20]. Existem várias razões possíveis: Maior frequência de certos tipos de cefaleias, diferenças no processamento da informação nociceptiva, influências hormonais, aumento da resposta vasodilatadora intracraniana (mediada pelos estrogénios) e factores psicossociais [22].

- Gravidez. Não há evidências científicas de que a gravidez, por si só, aumente o risco relativo de HPP. A alta incidência em amostras obstétricas pode estar relacionada com a idade, sexo e punção dural acidental (PAD) com agulhas grandes durante a execução de técnicas epidurais [20,23].

Estes factores podem contribuir para a causa: Uma menor densidade do LCR [14,24], uma redução da desidratação periparto e do débito urinário pós-parto (que reduz a produção de LCR), uma libertação abrupta da pressão intra-abdominal, compressão da cava durante o parto (uma redução da pressão epidural) [7], alterações secundárias do estado hormonal, deambulação precoce e ansiedade periparto [8]. Em parturientes que recebem uma epidural, a incidência de PAD varia de 0-6,5% [25]. A punção dural inadvertida nesta população é estimada em 16-33%, de acordo com os estudos [25-28], sendo a cefaleia o primeiro dos dados de PEA no puerpério.

Portanto, seria aconselhável acompanhar de perto todos os tipos de punções neuroaxiais

[27-29]. Os mecanismos para essa punção dural inadvertida podem ser vários tipos de lesões na dura-máter, com rutura diferida da aracnoide por empurrão materno e oclusão do calibre da agulha de Touhy (ausência de refluxo do LCR) [27,30,31].

• Índice de massa corporal: Este é um fator duvidoso; por um lado, a obesidade favorece a ADP, mas por outro lado, diminuiria a incidência de HPP [32,33].

• História de cefaleias: Os doentes com antecedentes de HPP, enxaquecas ou com cefaleias antes ou durante a punção lombar têm um risco mais elevado [6,12,34].

DEPENDE DA TÉCNICA

Caraterísticas da agulha: Este é um fator chave, dependendo do calibre da agulha, a incidência de HPP pode variar de menos de 1% a 75% [35]. Em parturientes que sofrem uma ADP com agulha Touhy 18G, a incidência de HPP chega a 76-85% [10,13,14,16,36]. Recomenda-se que durante a SA o introdutor nunca penetre na dura-máter; deve ser inserido não mais do que 1/2 do seu comprimento em pessoas muito magras e 2/3 nas restantes (exceto pessoas obesas ou corpulentas) [37]. As agulhas espinhais de calibre 29G ou inferior são tecnicamente mais difíceis de utilizar, havendo uma maior taxa de insucesso nestes casos. As agulhas de calibre 25-27G são ideais para a SA (bom sucesso/equilíbrio da HPP) [3,10]. A HPP tem frequência semelhante após a AS e a anestesia combinada peridural-espinhal (CESA) [38-40]. Embora algumas razões sejam sugeridas para uma frequência menor após a CESA: a agulha epidural atua como introdutora, reduzindo o número de tentativas de punção da dura-máter; o uso de agulha espinhal 25-27G, a injeção do anestésico local no espaço epidural reduz o extravasamento de LCR por aumentar a pressão nesse espaço e um possível efeito profilático dos opióides epidurais [7].

Tipo de agulha: Mesmo para calibres pequenos, as agulhas "ponta de lápis" ou atraumáticas reduzem a incidência de HPP em relação às agulhas de ponta Quincke [9,41], mas o desenho da agulha parece ser um fator de importância secundária em comparação com o calibre [20]. Inicialmente, utilizando agulhas grossas com bisel cortante, a frequência de HPP era de cerca de 50%. Em 1926 foi introduzida a agulha de Greene [42], em 1951 a agulha de Whitacre [5] e em 1987 a agulha de Sprotte [43]. A ponta da agulha de Whitacre é em forma de diamante, em comparação com a ponta cónica da agulha de Sprotte. O orifício situa-se a 0,5 mm da extremidade da ponta, pelo que pode produzir parestesias (a ponta tem de penetrar pelo menos 0,5 mm no espaço subaracnoideu antes de o LCR refluir e pode tocar nas raízes da cauda do equídeo). Os problemas associados a estas agulhas (baixo fluxo de LCR, parestesia) promoveram a procura de outros modelos, como a agulha de Atraucan [44], que tem um orifício na extremidade da ponta, uma ponta de corte estreita e um bisel atraumático.

Orientação do bisel da agulha: Os estudos de microscopia eletrónica alteraram o conceito clássico da estrutura da dura-máter. As suas fibras estão agrupadas em camadas paralelas à superfície; as da camada externa têm uma disposição longitudinal, mas este padrão não se repete nas camadas sucessivas. A perfuração numa área espessa leva a uma fuga pouco provável de LCR [3.7.45]. A orientação paralela do bisel em relação ao eixo reduz a incidência de HPP, especialmente com o tipo Quincke [20]. No entanto, na punção dural, não foram encontradas diferenças significativas na perda de volume de LCR quando se comparou a orientação do bisel. Esta questão, portanto, permanece sem solução [47].

Ângulo de inserção da agulha: A inserção em ângulo agudo resultaria em um efeito valvular, com menor fluxo de LCR, mas não há evidências suficientes para comprovar isso. A abordagem paramediana estaria associada a menor incidência de HPP, também com estudos contraditórios a respeito [7].

Número de tentativas de punção: Quanto maior o número de tentativas, maior a frequência de HPP. Vários orifícios pequenos podem causar uma fuga de LCR equivalente à de um orifício grande [6,48,49].

Técnica de perda de resistência: De acordo com o estudo de Aida et al. [50] com 3.730 pacientes, a incidência de HPP após a técnica de perda de resistência para epidural é marcadamente menor quando se utiliza soro fisiológico em vez de ar (10% em comparação com 65%), com uma tendência para um início mais precoce de cefaleia com a técnica de ar [26]. Além disso, o ar aumentaria o risco de PEA [10]. No entanto, de acordo com uma meta-análise recente, o risco de efeitos adversos entre o ar e a solução salina não é estatisticamente significativo para a população obstétrica [51].

Rotação da agulha no espaço epidural: Aumenta o risco de HPP [25,5254].

Substituir o estilete antes de retirar a agulha intradural: De acordo com um estudo baseado em 600 pacientes [55], isso reduziria a taxa de HPP. Uma fibra aracnoide pode entrar na agulha com o LCR e, quando retirarmos a agulha, pode atravessar o defeito dural e prolongar a fuga de LCR.

Anti-sépticos: A incidência aumenta nos doentes em que o iodopovidona não foi retirado da pele [57,58]. Este não é provavelmente um fator causal, mas sim um fator agravante [20].

Posição sentada durante a punção: Aumenta o risco de HPP na população obstétrica.

Agentes anestésicos: Num estudo com 2.511 pacientes [59], houve diferenças de acordo com o anestésico local utilizado [59]. As amidas podem ser mais irritantes ou talvez o conteúdo em glucose seja a causa. Vandam e Dripps [15], em sua série de 10.098 anestesias intradurais, não encontraram diferenças nesse sentido. Esse é provavelmente outro fator agravante [20].

DIAGNÓSTICO

A cefaleia é um achado comum no período pós-parto e ocorre entre 11 e 80% dos casos. O manejo da cefaleia pós-parto deve ser ordenado e multidisciplinar (obstetra, anestesista, neurologista e radiologista).

A eclampsia deve ser considerada se houver hipertensão e/ou proteinúria. Na ausência destes dados e de focalidade neurológica, o primeiro diagnóstico a considerar é uma cefaleia primária (cefaleia de tensão, enxaqueca). Em caso de antecedentes de técnica neuroaxial e de variações posturais da cefaleia, deve suspeitar-se de uma HPP [60]. O diagnóstico da HPP é clínico, sendo essencial o componente postural. Após anestesia neuroaxial, outras cefaleias além da HPP (5-16% após uma intradural) [20] podem ocorrer; até 39% das mulheres têm cefaleia pós-parto não relacionada à punção dural [16,62,63]. Também a anestesia geral está associada ao desenvolvimento de cefaleia [64].

Em casos complexos, pode ser necessário o recurso a exames complementares [tomografia computorizada (TC), ressonância magnética (RM), cisternografia isotópica (CI) ou punção lombar (PL)]. Se houver uma cefaleia persistente com náuseas ou vómitos incontroláveis, perturbações visuais ou auditivas acentuadas, neurológicas focais ou febre, o diagnóstico de HPP deve ser reconsiderado [20].

O diagnóstico diferencial da cefaleia é muito importante para excluir causas potencialmente graves e tratáveis de cefaleia (pré-eclâmpsia/eclâmpsia, trombose da veia cortical, hemorragia subaracnoideia, síndrome de leucoencefalopatia posterior reversível, tumor cerebral/hematoma subdural/outra lesão ocupando espaço, enfarte/isquemia cerebral, rutura de um aneurisma ou malformação arteriovenosa, encefalopatia hipertensiva, sinusite, meningite, síndrome de Call-Fleming, pneumoencéfalo, dependência de cocaína...).

Nestes casos, a cefaleia geralmente não tem um componente postural [7,29,65]. Se houver suspeita de complicação intracraniana, um exame de imagem deve ser prontamente solicitado, sendo a RM a melhor escolha. Os pacientes que sofrem HPP prolongada apresentam vários achados na RM [66]. As alterações cranianas mais freqüentes são o realce meníngeo difuso e a diminuição do tamanho dos ventrículos. Outras descrições incluem: descida das amígdalas cerebelares, redução da cisterna pré-pontina, deslocamento inferior do quiasma ótico, apagamento das cisternas periquiasmáticas, compressão das estruturas da fossa posterior, aumento da hipófise, ingurgitamento dos seios venosos e alongamento do tronco cerebral no plano antero-posterior. Ao nível da coluna vertebral são frequentes os achados, como líquido extradural e realce dos seios venosos com ingurgitamento dos plexos venosos epidurais.

Podemos apreciar grandes colecções de líquido no espaço epidural desde a cauda equina até às regiões torácicas, podendo causar compressão das raízes nervosas. O pneumoencéfalo está associado à perda de resistência técnica com o ar, a cefaleia é geralmente imediata, piora em decúbito e tipicamente resolve-se em várias horas [7].

A hipotensão intracraniana pode levar a um hematoma subdural por rutura das veias pontes da dura-máter e um atraso na terapia pode ser perigoso. A redução do volume do LCR provoca uma diminuição das pressões intra-espinhais e intracranianas com uma deslocação caudal da coluna vertebral e do cérebro e a tração das veias em ponte. Estas veias são troncos curtos que passam do cérebro para a dura-máter e têm a sua parte mais frágil no espaço subdural. A congestão venosa durante a gravidez pode favorecer a sua rutura, especialmente em caso de aumento súbito da pressão (como o empurrão) [8].

Os sintomas neurológicos não implicam necessariamente uma patologia intracraniana subjacente. O desenvolvimento de um hematoma subdural resulta num aumento da PIC, que pode estar associado a cefaleias, convulsões, hemiplegia, desorientação e outros sintomas.

Uma cefaleia persistente, ou uma alteração das suas caraterísticas, com perda da componente postural, deve alertar o médico [8,23,35,67].

Em caso de hematoma intracraniano, a intensidade da cefaleia e a deterioração neurológica podem aumentar aquando da realização de uma punção epidural [8,68]. A incidência atual de hematoma subdural após uma punção da dura-máter é desconhecida, e provavelmente subestimada [8,23]. Tem sido associado a uma taxa de mortalidade de 14% e a uma elevada frequência de complicações neurológicas persistentes [7]. O tratamento pode ser conservador ou cirúrgico [8,23]. A trombose dos seios venosos cerebrais durante a gestação tem uma incidência de cerca de 1 / 10.000-1 / 25.000 [65]. A utilização precoce de técnicas de imagem pode reduzir a morbilidade e mortalidade associadas. Tanto a punção dural quanto a PBE, poderiam favorecer o desenvolvimento dessa complicação; por isso, tem sido proposto que as mulheres com HPP recebam tromboprofilaxia [65].

PROFILAXIA

Medidas gerais

É importante selecionar adequadamente os pacientes e também tomar as precauções técnicas necessárias para a realização da punção. O anestesiologista deve ser experiente e é desejável que o paciente esteja em repouso para reduzir a taxa de PAD [3]. O repouso da paciente em posição supina não tem eficácia demonstrada [12,20,65], portanto não previne o aparecimento da HPP, mas pode retardá-la [7,34]. A fluidoterapia agressiva também não tem eficácia demonstrada [69], assim como o uso de cafeína [70] ou cintas de compressão abdominal [20]. No caso de parturientes com PEA, recomenda-se o encurtamento do expulsivo, embora não haja consenso a respeito [26,71].

Cateter Intradural

O seu mecanismo de ação seria duplo: reduz a fuga de LCR e também provoca uma reação inflamatória que promove a cicatrização da dura-máter [72]. O uso de grandes cateteres e baixas concentrações de soluções de bupivacaína em obstetrícia não tem sido associado a complicações ou distúrbios neurológicos e o risco de infeção parece muito baixo [47] (numa revisão de 603 anestesias intradurais contínuas, apenas um caso de meningite asséptica foi relatado) [73]. Estudos sobre o uso de cateteres intradurais relataram resultados contraditórios [74-82].

Ayadet al. [76], distribuíram aleatoriamente 115 parturientes com PEA durante a AE em 3 grupos, com diferentes incidências de HPP: uma substituição do cateter epidural (91,1%), um cateter imediatamente removido após o nascimento (51,4%) ou um cateter mantido até 24 h após o nascimento (6,2%). Kuczkowskiet al. [77], publicaram a sua experiência com 7 mulheres em trabalho de parto com ADP.

A atitude recomendada foi: Reinjeção do LCR no espaço subaracnóideo, deixar o cateter em posição intratecal, injetar 3-5 ml de solução salina, realizar uma raquianestesia continuada durante o trabalho de parto (bupivacaína 2,5 mg + fentanil 10 µg e depois perfusão contínua de bupivacaína 0,0625% + fentanil 2 µg.mL^{-1} a 2 mL.h^{-1}), e deixar o cateter um total de 12-20 horas. Com estas medidas, a incidência de HPP diminuiu de 76-85% (incidência real correspondente a esta população) para 14%. Posteriormente, Kuczkowski, aplicou este mesmo protocolo em mais 8 mulheres, com um único caso de HPP entre as 15 (incidência de 6,6%) [78].

Cànovas et al. [79], avaliaram 12 pacientes em trabalho de parto com PAD, utilizando raquianestesia contínua (3 ml de bolus de ropivacaína 0,2% e infusão de ropivacaína 0,125% + fentanil 3 µg.mL-1 a 0,5 mL.h-1 com possibilidade de bolus de 0,5 mL a cada 20 minutos) e o cateter foi retirado 15 horas após o nascimento. A SA contínua foi um método seguro e reduziu a incidência de HPP para 16,6%.

De acordo com o estudo realizado por Van de Velde et al., os dados indicaram que deixar o cateter em posição intradural, no que diz respeito à substituição epidural, reduziu significativamente o risco de HPP (51% versus 66%) e a necessidade de EBP (33% versus 59%6)[25].

Infusão epidural de cristaloides

Normalmente, é utilizada solução salina ou solução de Ringer Lactado. Diferentes propostas têm sido sugeridas: 1-1,5 L em 24h [34,83], 1-2 bolus de 60 mL em 24h [84], 30-60 mL a cada 6h durante 24h [85]). Existe um número reduzido de trabalhos, com amostras de pequena dimensão e a maioria sem um grupo de controlo. Não há evidências clínicas que sustentem aumento da pressão liquórica ou fechamento acelerado da perfuração dural [3]. Não é uma técnica isenta de riscos e seu uso é difícil de ser justificado [34,86].

Dextrano epidural

Não existem provas clínicas suficientes para a sua utilização [87,88].

Morfina epidural

A literatura sobre este assunto é escassa, mas os resultados parecem promissores. Reduz a incidência de HPP e a necessidade de EBP. Boskovskiet al. [89] administraram 2 mg de morfina epidural com 0,5% a 9% de bupivacaína em pacientes com ADP e troca de cateter epidural. Nenhum dos pacientes desenvolveu HPP. Thangathurai et al. [90], administraram 5 mg de morfina peridural em 15 pacientes submetidos a procedimentos urológicos com PAD, sendo essa dose repetida de acordo com a necessidade de analgesia pós-operatória. Nenhum deles desenvolveu DPCP.

Eldoret al. utilizaram 2 injecções de 3-4 mg de morfina epidural (com um intervalo de 14 horas) em 105 mulheres submetidas a cesariana sob anestesia combinada subaracnoideia-epidural e apenas 15 desenvolveram HPP. Cinco delas foram tratadas com sucesso com outra injeção de morfina epidural [91].

Cesuret al. [92], publicaram um estudo com 52 pacientes com PEA submetidas à cesárea. O procedimento foi realizado sob EA (n = 28) no grupo de estudo, sob SA (n = 20) ou sob anestesia geral (n = 4) no grupo controle. A analgesia pós-operatória, nas doentes com valor superior a 3 na escala EVA, consistiu em 3 mg de morfina administrados em 15 ml de soro fisiológico pelo cateter epidural no grupo de estudo ou opióides intramusculares no grupo de controlo. No grupo de estudo houve uma redução significativa na incidência de HPP (7,1% vs 58%) e a indicação de EBP também foi reduzida (3,6% vs 37,5%).

O único estudo controlado, randomizado e duplo-cego foi realizado por Al-Metwalli et al. [36] em 50 parturientes com PEA durante o trabalho de parto. Após a troca do cateter peridural e uma vez que as mulheres foram aleatoriamente designadas para receber duas injeções peridurais durante 24 horas, usando 3 mg de cloreto de morfina em 10 mL de solução salina ou apenas solução salina. Verificou-se uma diferença significativa na incidência de HPP entre os dois grupos (12% no grupo da morfina e 48% no grupo de controlo). Não foi necessária nenhuma EBP no grupo de estudo, mas foram necessárias 6

EBP no grupo de controlo (p = 0,022). São necessários mais estudos para testar estes resultados.

Opióides intratecais

Os resultados são contraditórios neste domínio [93,94].

Penso de sangue epidural

A utilização profiláctica deste procedimento é controversa [8]; não parece justificada, mesmo em doentes com elevado risco de desenvolver uma HPP [20]. De acordo com uma revisão da Biblioteca Cochrane em 2002, não é possível tirar conclusões sobre a eficácia do penso de sangue profilático entre as doentes obstétricas que sofrem de ADP durante a AE [35]. Dados mais recentes (2010) [95] não recomendam o penso profilático porque existem muito poucos estudos aleatórios que permitam tirar conclusões fiáveis.

Nas primeiras 24 horas, os volumes de sangue podem ser maiores, pois o extravasamento de líquor é maior neste período e a coagulação sofre interferência pela separação do retalho do local da perfuração [3,19]. A realização da PBE neste período não é recomendada devido à sua menor eficácia [8,9,96]; Loeser et al. publicaram uma taxa de insucesso de 71% contra 4% se a PBE fosse realizada após 24 horas [97].

TRATAMENTO

Foi identificado um total de 49 métodos para tratar a HPP [98], mas não existem muitos tratamentos com eficácia comprovada [23].

Tratamento conservador

Este tratamento deve ser aplicado durante as primeiras 24-48 horas após a instalação das caraterísticas clínicas:

4. Tratamento psicológico: É importante, do ponto de vista clínico e médico-legal, explicar a possibilidade de cefaleia antes das técnicas neuroaxiais. Nos Estados Unidos, a HPP é a terceira causa de litígio em anestesia obstétrica [10].

5. As pacientes obstétricas podem encontrar limitações para cuidar do recém-nascido. É importante dar à mãe uma explicação ampla sobre o motivo da cefaleia, a evolução esperada e as opções terapêuticas. O acompanhamento deve ser continuado [3].

6. Medidas posturais: Não há evidência científica que apoie a posição supina. Foi proposta a posição prona para aumentar a pressão intra-abdominal e epidural, mas não é uma posição confortável no pós-parto [3].

7. Cinta de compressão abdominal: Não existem provas que apoiem a sua utilização [20]. Aumenta a pressão intra-abdominal; pode ser útil em casos muito moderados, ou se o doente quiser terminar os métodos não invasivos antes de efetuar a EBP.

8. Hidratação agressiva: Não foi demonstrado qualquer benefício [7,20]. Tenta estimular a produção de LCR. A desidratação pode agravar os sintomas [19].

9. Analgésicos: Os mais utilizados são o paracetamol, os AINE, a codeína e o tramadol.

2 0.Dieta suave e laxantes.

11 Antieméticos: São utilizados quando as náuseas e os vómitos fazem parte do quadro clínico. Os medicamentos derivados do carbazol (antagonista dos receptores da

serotonina), como o ondansetron, podem ser a causa de um quadro que simula uma HPP [99].

12   . Cafeína: A administração intravenosa deste fármaco foi iniciada em 1944[100]. A diminuição abrupta do volume do LCR activaria os receptores de adenosina do sistema nervoso central (SNC), provocando uma vasodilatação arteriovenosa [14,101]; a cafeína bloquearia estes receptores [70]. Essa hipótese não foi comprovada; não há evidências nem de que existam receptores de adenosina nos vasos cerebrais, nem de que a vasoconstrição seja antinociceptiva [70]. Pode aliviar a dor de cabeça, mas o efeito é geralmente transitório.

13   Foram utilizados diferentes regimes (0,5 g em bolus intravenoso lento [102], 0,5 g em 1 L de soro fisiológico em 1 h repetido se a cefaleia não for aliviada em 24 h [103], 300-500 mg por via oral a cada 12 h [104]). Doses terapêuticas foram associadas a toxicidade do SNC e fibrilhação auricular. Aparece no leite materno em quantidades muito pequenas [14]. Os ensaios clínicos são escassos, com amostras pequenas e um desenho fraco ou defeituoso [70].

Penso de sangue epidural

Foi idealizada por Gormley [105], em 1960, após observar que a HPP era menos freqüente após a punção hemática. Posteriormente, essa técnica foi popularizada por DiGiovanni e Dunbar [106], em 1970. Desde então, a injeção de sangue autólogo no espaço peridural tornou-se um dos métodos mais aceitos para o tratamento da HPP, com alta taxa de sucesso e baixo índice de complicações, sendo considerado o "padrão ouro" [7]. O mecanismo de ação do EBP não é bem conhecido [34], mas acredita-se que seja duplo. A compressão do espaço tecal durante as primeiras 3 horas e o aumento da pressão subaracnóidea, poderiam explicar a rápida resolução da cefaleia e a manutenção do efeito terapêutico é atribuível à presença de um coágulo que elimina a fuga do LCR (o LCR actua como um pró-coagulante [3].

A taxa de sucesso da EBP é de 70-98% [3,20,107]. Taxas de sucesso mais baixas podem refletir a utilização de agulhas de maior calibre. Em estudos obstétricos, o sucesso tende a ser menor porque as agulhas Touhy causam maior fuga de LCR e é necessário um segundo penso de sangue em até 29% das doentes [7]. A terapia EBP mostra benefícios em relação ao tratamento conservador (com provas limitadas) [95]. O EBP restaura a dinâmica normal do LCR e tem sido sugerido que poderia prevenir a presença de um hematoma subdural [8], embora outros autores tenham indicado que isso não acontece quando os sintomas de HPP já se desenvolveram [67].

A EBP deve ser indicada em casos de cefaleias moderadas a graves resistentes ao tratamento conservador para além das primeiras 24-48 horas. O momento ideal para a sua realização ainda não foi determinado [7,34], mas não deve ser adiada em doentes sintomáticos para não prolongar o seu estado de sofrimento [9,96,108], uma atitude expetante aumenta o tempo de permanência no hospital e o risco de readmissão [109].

A punção epidural e a extração de sangue autólogo devem ser realizadas em condições de assepsia rigorosa. Alguns autores recomendam a antibioterapia profiláctica, mas esta não é uma prática habitual. Também não existe consenso quanto à utilidade da hemocultura excedentária; um resultado positivo pode dever-se à contaminação da amostra e, na maioria das vezes, não é seguido de um tratamento antibiótico na ausência de dados sobre a infeção.

A punção epidural deve ser efectuada preferencialmente no mesmo espaço intervertebral, ou um espaço abaixo (uma vez que a difusão do sangue é predominantemente cefálica) [3,7].

É possível encontrar LCR no espaço epidural [3]. A extração de sangue não deve ser realizada até que o espaço epidural seja localizado, para evitar a sua coagulação [3]. A injeção de sangue pode ser feita através de um cateter já colocado, o que pode ser vantajoso por 3 razões: (1) garantir que o sangue é injetado no espaço epidural e não no tecido subcutâneo; (2) diminuir o fluxo sanguíneo (limitar a sua extensão caudal); (3) identificar o espaço intervertebral correto [111]. É aconselhável remover o cateter epidural colocando a sua extremidade à mesma profundidade a que o espaço epidural foi encontrado ou 0,5-1 cm mais fundo [112]. Devemos interromper a injeção se o doente se queixar de dor nas costas, nádegas ou membros inferiores, se a dor de cabeça piorar ou quando tiver sido injetado o volume necessário.

O volume ideal de sangue autólogo ainda não foi determinado [23]. A maioria dos anestesiologistas reconhece que o volume de 2-3 mL de sangue originalmente descrito por Gormley é insuficiente e volumes médios têm sido propostos para oscilar entre 10 e 30 mL [7,110,113]. Em estudo realizado em 33 pacientes obstétricas [111], 7,5 mL de sangue equivaleram ao efeito analgésico de 15 mL, mas foi relatada menor dor por irritação da raiz nervosa. Em pacientes pediátricos, têm sido sugeridos volumes entre 0,2-0,3 mL.kg -1 [114, 115], nessa população, a técnica é realizada sob anestesia geral ou sedação profunda, por isso devemos interromper a injeção se tivermos qualquer sensação de resistência [116]. Após a realização da EBP, recomenda-se que o doente se mantenha em supino durante 30-120 minutos (embora possa não ser essencial para alcançar uma eficácia completa) [34,117,118] e que evite o exercício físico durante 2-7 dias [7].

Quando o patch falha, pode ser devido à persistência da fístula liquórica. Neste caso, deve ser repetido com um intervalo de 24 horas, mantendo depois o doente em posição supina durante mais 24 horas para tentar reduzir a fuga [7]. Um segundo penso de sangue pode ser necessário em 5-50% dos doentes [25] e o sucesso é semelhante ao do primeiro penso [3]. A necessidade de um terceiro penso deve alertar-nos para uma causa alternativa de cefaleia [3,23], e justifica o pedido de uma RMN para excluir causas graves (hematoma subdural, trombose dos seios venosos cerebrais) [60,119].

As contra-indicações para a EBP são as mesmas da técnica neuroaxial. Foram relatados casos isolados da sua utilização em doentes sépticos, utilizando sangue alogénico, embora esta prática não seja recomendada [120,121]. No caso de doentes seropositivos para o VIH, pode ser realizada na ausência de outras infecções activas ou contra-indicações [7,122,123]. Em doentes oncológicos, esta técnica está contra-indicada devido ao risco de disseminação de células malignas para o SNC. [120,121]. As testemunhas de Jeová podem admitir esta possibilidade terapêutica, se não houver perda de continuidade do seu sangue com o seu organismo. As complicações são frequentemente menores e transitórias e são raras a longo prazo [3,124]. Existe o risco de ADP. As complicações mais comuns são: exacerbação imediata da dor clínica e radicular (devido a uma ação irritante do sangue) [125], dor lombar moderada (19-35%) [7,20], dor no pescoço (0,9%) e elevação transitória da temperatura (5%) durante 24-48 horas [7].

Outras complicações mais graves são muito raras: injeção intratecal ou subdural de sangue, sonolência prolongada, perda de consciência, convulsões, zumbidos, vertigens, ataxia, paralisia transitória do VII nervo craniano, infeção epidural, aracnoidite, hematoma subdural, trombose dos seios venosos cerebrais, isquemia cerebral e síndrome da cauda equina [20,124].

O sucesso da AE tem sido questionado após a realização da EBP, devido às hipotéticas limitações na extensão dos fármacos [124]. De acordo com uma análise retrospetiva, um bloqueio epidural posterior satisfatório só foi alcançado em 2/3 dos pacientes após ambos os tratamentos, conservador ou EBP [126]. Outro estudo retrospetivo durante 12 anos descobriu que a EA posterior foi bem sucedida em mais de 96% dos casos [127].

Outros tratamentos conservadores

1.   Corticóides: A hidrocortisona tem propriedades anti-inflamatórias e uma ligeira ação sobre a bomba Na^+ / K^+ , o que poderia intervir na produção de LCR. Foram publicados casos isolados de sucesso [128, 129]. Foram experimentados diferentes regimes: hidrocortisona intravenosa (100 mg / 8h, 3-6 doses [128]; 200 mg seguidos de 100 mg / 12h durante 48 horas [129]), prednisona 50 mg / dia por via oral e redução gradual de 10 mg /

4 dias [16].

2.   ACTH: Existem poucas evidências clínicas [130, 131]. Induz a produção de aldosterona, com aumento do volume intravascular. Pode aliviar a cefaleia por vários mecanismos [79, 130- 135]: 1) fecho do orifício dural devido ao edema; 2) aumento da produção de LCR; 3) possível aumento da produção de betaendorfinas no SNC; 4) efeito anti-inflamatório dos glucocorticóides [136]. Foram utilizadas diferentes doses e vias: 20-40 UI por via intramuscular ou subcutânea uma vez por dia [133]; 1,5 UI.kg-1 em 1-2 L de Ringer Lactato para infusão em mais de 1h [35].

3.   Tetracosactido: Evidência clínica fraca [134, 136, 137]. Trata-se de uma subunidade sintética da ACTH natural e é menos antigénica. Foram descritas diferentes dosagens: 0,5 mg em 1 L de Ringer Lactato em 8 horas [134], 1,5 UI.kg-1 em 250 mL de solução salina em 30 minutos [136], 1 mg intramuscular [133, 137, 138]. É contraindicado durante a gravidez e lactação em pacientes asmáticos [138].

4.   Sumatriptano: Evidência clínica escassa [26, 28, 139]. É um agonista serotoninérgico; o recetor 5-HT 1D promove a vasoconstrição cerebral arterial [3]. Pode ser administrado por via oral, intranasal ou subcutânea. Não é aprovado durante a lactação [28] e pode causar convulsões [138].

5.   Frovatriptano: Também existem poucas evidências clínicas [140]. Tem um efeito mais prolongado do que o sumatriptano.

6.   Morfina sistémica: Pode aliviar a HPP estabelecida. Não deve ser utilizada durante a lactação.

7.   Outros medicamentos: Maleato de metilergonovina [141,142], teofilina [10,143], mirtazapina [144] ou gabapentina [145]. Foram comunicadas evidências clínicas fracas.

8.   Bloqueio bilateral do nervo occipital maior: Foram registadas evidências clínicas limitadas [146-148]. Teria um efeito neuromodulador no mecanismo central da cefaleia.

9.   Acupunctura: Foram descritas poucas evidências clínicas [149].

Outros tratamentos invasivos

1.   Adesivo epidural cristaloide: A injeção de solução salina no espaço epidural após uma ADP remonta a 1950 (Rice e Dabbs) [150]. A solução salina produz o mesmo efeito de massa e restaura a dinâmica do LCR, mas o aumento da pressão não é sustentado. Pode induzir uma reação inflamatória no espaço epidural que promove o encerramento da perfuração dural. Entretanto, não há estudos que demonstrem isso [3]. A administração de anestesia peridural

salina pode produzir dor interescapular, neuroapraxia e hemorragia intraocular. Foram propostos diferentes regimes[3]: 1-1,5 L de Ringer Lactato a cada 24 h, até 35 mL.h-1 de Ringer Lactato por 24-48 h, 10-30 mL de solução salina em bolus, 10-120 mL de solução salina via caudal. Foram reportados apenas alguns artigos, com amostras de pequena dimensão e a maioria sem grupo de controlo, pelo que é difícil justificar a sua utilização terapêutica.

2.   Penso epidural com dextrano: O Dextran 40, devido ao seu elevado peso molecular e viscosidade, é removido mais lentamente do espaço epidural [3,7], mas o aumento da pressão no espaço subaracnoide é transitório. Os estudos histológicos não demonstraram reacções inflamatórias no espaço epidural [3,10]. Foram relatados casos de neurotoxicidade e anafilaxia [87,151], embora estudos em animais não tenham demonstrado alterações clínicas ou patológicas após as injecções. Tem sido utilizada em bolus (20-30 mL) [88,151], que pode ser seguida de infusão (3 mL.h-1) [153]. Embora tenham sido relatadas taxas de eficácia de até 70%, as evidências para seu uso são insuficientes [3],

3.   Penso epidural com cola de fibrina biológica: Apresenta um risco potencial de transmissão de infecções virais (nenhum caso documentado), indução de reacções

imunitárias e anafilácticas e sensibilização aos componentes da cola bovina [154,155].

Além disso, existe a possibilidade de meningite asséptica, aracnoidite, aderências fibrosas ou efeito de massa intradural quando injetado no espaço epidural [155]. Poderia ser uma alternativa ao penso de sangue autólogo em doentes sépticos ou oncológicos, mas as provas da sua utilização são insuficientes.

4.   Morfina epidural ou intratecal: Foi sugerido que a morfina intratecal trata eficazmente, mas não previne a HPP [94]. Também a morfina epidural em doses de 3,5-4,5 mg pode ser útil para tratar a HPP estabelecida [91].

5.   Encerramento cirúrgico da dura-máter: Esta é a última opção quando todas as outras falharam e a fuga de LCR persiste ou o doente continua sintomático [3].

REFERÊNCIAS

[1] Bier A. VersucheuberCocainisirung des Ruckenmarkes. *Deutsche Zeitschrift fur Chirugie.* 1899;51:361-9.

[2] MacRobert R. The cause of lumbar puncture headache (A causa da cefaleia da punção lombar). *JAMA.* 1918;70:1350- 3.

[3] Turnbull DK, Shepherd DB. Post-dural puncture headache: pathogenesis, prevention and treatment. *Br J Anesth.* 2003;91:718-29.

[4] Shear T, Ahmed SU. Adesivo sanguíneo epidural para cefaleia crónica diária com componente postural: um relato de caso e a revisão de casos publicados. *Pain Phys.* 2008;11:77-80.

[5] Hart JR, Whitacre RG. Agulha de ponta de lápis na prevenção de cefaleias pós-espinhais. *JAMA.* 1951;147:657-8.

[6] Lybecker H, Moller JT, May O, Nielsen HK. Incidência e previsão de cefaleia pós-punção dural. Um estudo prospetivo de 1021 anestesias espinhais. *Anesth Analg.* 1990;70:389-4.

[7] Candido KD, Stevens RA. Post-dural puncture headache: pathophysiology, prevention and treatment. *Best Pract Res Clin Anesthesiol.* 2003;17:451-69.

[8] Zeidan A, Farhat O, Maaliki H, Baraka A. Será que a cefaleia pós-punção dural não tratada conduz a um hematoma subdural? Relato de caso e revisão da literatura. *Int J Obstet Anesth.* 2006;15:50-8.

[9] Gaiser R. Cefaleia pós-punção dural. *Curr Opin Anesthesiol.* 2006;19:249- 53.

[10] Kuczkowski KM. O tratamento da punção dural acidental em mulheres grávidas: o que é que um obstetra precisa de saber? *Arch Gynecol Obstet.* 2007;275:125-31.

[11] Brownridge P. The management of headache following accidental dural puncture in

obstetrical patients. *Anaesth Intens Care*. 1983;11:4-15.

[12] Evans RW, Armon C, Frohman EM, Goodin DS. Avaliação: prevenção de cefaleias pós-punção lombar. Relatório do subcomité de avaliação de terapêutica e tecnologia da Academia Americana de Neurologia. *Neurology*. 2000;55:909-14.

[13] Collier CB. *Complicações da anestesia regional.* En: Birnbach DJ, Gatt SP, Datta S, editores. Textbook of obstetric anesthesia. New York: Churchill *Livingstone*; 2000. p. 504-23.

[14] Kuczkowski KM. Cefaleia pós-punção dural na paciente obstétrica: um problema antigo. Novas soluções. *Minerva Anestesiol*. 2004;70:823-30.

[15] Vandam LD, Dripps RD. Acompanhamento a longo prazo de pacientes que receberam 10098 anestésicos espinhais. *JAMA*. 1956;161;586-91.

[16] Pàez M. Cefaleia pós-punção dural (HPP): diagnóstico, prevenção e tratamento. In: Buisàn F, Herrero E, Ruiz N, Pàez M. *Manual de cuidados pós-operatórios*. Madrid: Aràn Ed.; 2006. p. 243-50.

[17] Munoz H, López-Tafall M, Bianco IF, Barez E. Blindness after post-dural puncture headache in a patient during the immediate puerperium. *Rev Esp Anestesiol Reanim*. 2009;56:122-3.

[18] Kunkle EB, Wolf RH. Estudos experimentais sobre cefaleias; análise da cefaleia associada a alterações da pressão intracraneana. *Arch Neurol Psych*. 1943;49:323-58.

[19] Oliver A. Dural punctures in children: what should we do? *Paediatr Anaesth*. 2002;12:473-7.

[20] Morewood G.H. A rational approach to the cause, prevention and treatment of postdural puncture headache. *Can Med Assoc J*. 1993;149:1087-93.

[21] Kokki H, Heikkinen M, Turunen M, Vanamo K, Hendolin H. O desenho da agulha não

afecta a taxa de sucesso da raquianestesia nem a incidência de complicações pós-punção em crianças. *Ata Anaesthesiol Scand.* 2000;44:210- 3.

[22] Wu CL, Rowlingson AJ, Cohen SR, Michaels RK, Courpas GE, Joe EM, et al. Gender and post-dural puncture headache. *Anesthesiology.* 2006;105:613- 8.

[23] Thew M, Paech MJ. Gestão da cefaleia pós-punção dural na paciente obstétrica. *Curr Opin Anaesthesiol.* 2008;21:288-92.

[24] Richardson MG, Wissler R. Densidade do fluido cerebrospinal humano. *Reg Anesth.* 1996;21:29.

[25] Van de Velde M, Schepers R, Berends N, Vandermeersch E, De Buck F. Dez anos de experiência com punção dural acidental e cefaléia pós-punção dural em um departamento terciário de anestesia obstétrica. *Int J Obstet Anesth.* 2008;17:329-35.

[26] Paech M, Banks S, Gurrin L. An audit of accidental dural puncture during epidural insertion of a Tuohy needle in obstetric patients. *Int J ObstetAnesth.* 2001;10:162-7.

[27] Davies RG, Laxton CJ, Donald FA. Punções durais não reconhecidas. *Int J Obstet Anesth.* 2003;12:142-3.

[28] Sprigge JS, Harper SJ. Punção dural acidental e cefaleia pós-punção dural em anestesia obstétrica: apresentação e tratamento: um estudo de 23 anos num hospital geral distrital. *Anaesthesia.* 2008;63:36-43.

[29] Sinha A, Petkov S, Meldrum D. Punção dural não reconhecida resultando em higroma subdural e trombose da veia cortical. *Anaesthesia.* 2010;65:70-3.

[30] Harris NA. Punções durais não reconhecidas - possíveis mecanismos. *Anaesthesia.* 2008;63:671-81.

[31] Cohen S, Casciano M, Bhausar V. Punções durais não reconhecidas - revisitadas. *Int J Obstr Anesth.* 2004;13:57-8.

[32] Lavi R, Yernitzky MD, Rowe JM, Weissman A, Segal D, Avivi I. Agulha Whitacre padrão versus agulha Whitacre atraumática para punção lombar diagnóstica: um ensaio randomizado. *Neurology.* 2006;67:1492-4.

[33] Faure E, Moreno R, Thisted R. Incidência de cefaleia pós-punção dural em parturientes com obesidade mórbida. *Reg Anesth.* 1994;19:361-3.

[34] Janssens E, Aerssens P, Alliët P, Gillis P, Raes M. Cefaleias pós-punção dural em crianças. Uma revisão da literatura. *Eur J Pediatr.* 2003;162:117-21.

[35] Sludow C, Warlow C. Epidural blood patching for preventing and treating post-dural puncture headache. *Cochrane Database Syst Rev.* 2002:CD001791.

[36] Al-metwalli RR. Injecções de morfina epidural para prevenção da cefaleia pós-punção dural. *Anaesthesia.* 2008;63:847-50.

[37] Strupp M, Schueler O, Straube A, Von Stuckrad-Barre S, Brandt T. A agulha de Sprotte "atraumática" reduz a incidência de cefaleias pós-punção lombar. *Neurology.* 2001;57;2310-2.

[38] Albright GA, Forster RM. A segurança e eficácia da analgesia/anestesia combinada espinhal e epidural (bloqueios 6002) num hospital comunitário. *Reg Anesth Pain Med.* 1999;24:117-25.

[39] Van de Velde M, Teunkens A, Hanssens M, Van Assche A. Cefaleia pós-punção dural após anestesia combinada raquidiana ou epidural em pacientes obstétricas. *Anaesth Intensive Care.* 2001;29:595-9.

[40] Norris MC, Fogel ST, Conway-Long C. Analgesia de parto combinada espinhal-epidural versus epidural. *Anesthesiology.* 2001;95:913-20.

[41] Flaatten H, Felthaus J, Kuwelker M, Wisborg T. Postural post-dural puncture headache. Um estudo prospetivo randomizado e uma meta-análise comparando duas

agulhas espinhais diferentes de 0,40 mm O.D. (27 g). *Ata Anesthesiol Scand.* 2000;44:643-7.

[42] Greene HM. Punção lombar e prevenção da cefaleia pós-punção. *JAMA.* 1926;86:391-2.

[43] Sprotte G, Schedel R, Pajunk H. Uma agulha universal "atraumática" para anestesia regional de injeção única : resultados clínicos e um ensaio de 6 anos em mais de 30000 anestesias regionais. *Reg Anaesth.* 1987;10:104-8.

[44] Holst D, Mollmann M, Ebel C, Hausman R, Wendt M. Investigação in vitro da lixiviação do fluido cerebrospinal após punção dural com várias agulhas espinais. *Anesth Analg.* 1998;87:1331-5.

[45] Hess JH. Postdural puncture headache: a literature review. *AANA J.* 1991;59:549-55.

[46] Aldrete JA, Barrios-Alarcón J. Post-dural puncture headache: pathogenesis, prevention and treatment. Br J Anesth. 2004;92:767-8.

[47] Sharma R, Bailey A, Bamber J. Post-dural puncture headache. *Br J Anesth.* 2004;92:449.

[48] Seeberger M, Kaufmann M, Staender S, Schenider M, Scheidegger D. Repeated dural punctures increase the incidence of postdural puncture headache. *Anesth Analg.* 1996;82:302-5.

[49] Smith SJ, Cyna AM, Simmons SW. A survey of Australasian obstetric anaesthesia audit. *Anaesth Intensive Care.* 1999;27:391-5.

[50] Aida S, Taga K, Yamakura T, Endoh H, Shimoji K. Dor de cabeça após tentativa de bloqueio epidural: o papel do ar intratecal. *Anesthesiology.* 1998;88:76-81.

[51] Schier R, Guerra D, Aguilar J, Pratt JF, Hernândez M, Boddu K, et al. Epidural space identification: a meta-analysis of complications after air versus liquid as the medium for loss

of resistance. *Anesth Analg.* 2009;109:2012-21.

[52] Meiklejohn BH. O efeito da rotação de uma agulha epidural. *Anaesthesia.* 1987;42:1180-2.

[53] Duffy BL. Não virar a agulha. *Anaesth Intesive Care.* 1993;21:328-30.

[54] Bromage PR. Lesão nervosa e paralisia relacionadas à anestesia espinhal e epidural. *Reg Anesth.* 1993;18:481-4.

[55] Strupp M, Brandt T, Muller A. Incidência da síndrome pós-punção lombar reduzida pela reinserção do estilete: um estudo prospetivo aleatório de 600 pacientes. *J Neurol.* 1998;245:589-92.

[56] Cowan CM, Moore EW. A survey of epidural technique and accidental dural puncture rates among obstetric anaesthesists. *Int J Obstet Anesth.* 2001;10:11- 6.

[57] Gurmanik S. Preparação da pele e cefaleias espinais. *Anaesthesia.* 1988;43:1057.

[58] Gurmanik S, Kandrow KV. Cefaleia pós-punção dural: o fator betadine. *Reg Anesth.* 1996;21:375-6.

[59] Naulty JS, Hertwing L, Hunt CO, Datta S, Ostheimer GW, Weiss JB. Influência da solução anestésica local na cefaleia pós-punção dural. *Anesthesiology.* 1990;72:450-4.

[60] Stella CL, Jodicke CD, How HY, Harkness UF, Sibai BM. Cefaleia pós-parto: a investigação está completa? *Am J Obstet Gynecol.*2007;196:318.e1- 318.e7.

[61] Scharff L, Marcus DA, Turk DS. Cefaleias durante a gravidez e no pós-parto: um estudo prospetivo. *Headache.* 1997;37:203-10.

[62] Stein G, Morton J, Marsh A, Collins W, Branch C, Desaga U, et al. Headaches after childbirth. *Ata Neurol Scand.* 1984;69:74-9.

[63] Ostman PL. Complicações associadas à anestesia regional na paciente obstétrica. In: Norris MC, editores. *Obstetric Anaesthesia.* 1987. Philadelphia: Lippincott; 1993. pp. 763-

76.

[64] Morros-Vinoles C, Pérez-Cuenca MD, Cedó-Lluis E, Colls C, Bueno J, Cedó-Vallobà F. Comparação da eficácia e complicações entre duas agulhas SprotteG27 e G29 para raquianestesia. *Rev Esp Anestesiol Reanim.* 2002;49:448-54.

[65] Ghatge S, Uppugonduri S, Kamarzaman Z. Cerebral venous sinusthrombosis following accidental dural puncture and epidural bloodpatch. *Int J ObstrAnesth.* 2008;17:267-70.

[66] Lavi R, Rowe JM, Avivi I. Punção lombar: é altura de mudar a agulha. *Eur Neurol.* 2010;64:108-13.

[67] Ozdemir N, Ari MK, Gelal MF, Bezircioglu H. Hematoma subdural crónico intracraniano como complicação da anestesia epidural. *Turk Neurosurg.*2009;19:285-7.

[68] Lage Duarte W, de Souza Araújo F, Figueiredo Almeida M, Grimberg Geber D, Viana de Castro CH. Hematoma subdural após punção inadvertida da dura-máter. *Relato de caso. Rev Bras Anestesiol.* 2008;58:387-90.

[69] Sudlow C, Warlow C. Postura e fluidos para prevenir a cefaleia pós-punção dural. *Cochrane Database of Syst Rev.* 2001(2):CD001790.

[70] Halker RB, Demaerschalk BM, Wellik KE, Wingerchuk DM, Rubin DI,Crum BA, et al. Cafeína para a prevenção e tratamento da cefaleia pós-punção dural: desmascarando o mito. *Neurologist.*2007;13:323-7.

[71] Angle P, Thompson D, Halpern S, Wilson DB. Second stage pushingcorrelates with headache after unintentional dural puncture in parturients.*Can J Anaesth.* 1999;46:861-6.

[72] Denny N, Masters R, Pearson D, Read J, Sihota M, Selander D.Cefaleia pós-punção dural após raquianestesia contínua.*Anesth Analg.* 1987;66:791-4.

[73] Horlocker TT, McGregor DG, Matsushige DK, Chantigian RC, SchroederDR, Besse JA. Neurological complications of 603 consecutive continuous spinal anesthetics using

microcatheter and macrocatheter techniques. *Anesth Analg.* 1997;84:1063-70.

[74] Cohen S, Amar D, Pantuck EJ, Singer N, Divon M. Diminuição da incidência de cefaleias após punção acidental da dura-máter em doentes de parto por cesariana que recebem analgesia intratecal pós-operatória contínua. 1994;38:716-8.

[75] Dennehy KC, Rosaeg OP. A inserção de cateter intratecal durante o trabalho de parto reduz o risco de cefaleia pós-punção dural. *Can J Anaesth.*1998;45:42-5.

[76] Ayad S, Demian Y, Narouze SN, Tetzlaff JE. Colocação de cateter subaracnóideo após punção lenta para analgesia de parto: influência no risco de cefaleia em pacientes obstétricas. *Reg Anesth Pain Med.* 2003;28:512-5.

[77] Kuczkowski KM, Benumof JL. Diminuição da incidência de cefaleia pós-punção dural: manutenção do volume do LCR. *Ata Anesthesiol Scand.* 2003;47:98-100.

[78] Kuczkowski KM. Diminuição da incidência de cefaleia pós-punção dural: uma atualização. *Ata Anesthesiol Scand.* 2005;49:594.

[79] Cânovas L, Morillas P, Castro M, Garcia B, Souto A, Calvo T. Tratamento da punção dural acidental para analgesia epidural durante o trabalho de parto. *Rev Esp Anestesiol Reanim.* 2005;52:263-5.

[80] Turkoz A, Kocum A, Eker HE, Ulgen H, Uysalel M, Arslan G. Cateterismo intratecal após punção dural não intencional durante cirurgia ortopédica. *J Anesth.* 2010;24:43-8.

[81] Norris MC, Leighton BL. Anestesia espinhal contínua após punção dural não intencional em parturientes. *Reg Anesth.* 1990;15:285-7.

[82] Rutter SV, Shields F, Broadbent CR, Popat M, Rusell R. Management of accidental dural puncture in labour with intrathecal catheters: analysis of 10 years'experience. *Int J Obstet Anesth.* 2001;10:177-81.

[83] Crawford JS. A prevenção da cefaleia consequente à punção dural. *Br J Anaesth.*

1972;44:598-9.

[84] Craft JB, Epstein BS, Coakley CS. Prophylaxis of dural puncture headache with epidural saline. *Anesth Analg.* 1973;52:228-31.

[85] Smith BE. Profilaxia da cefaleia epidural "wet tap". *Anesthesiology.* 1979;51:S304.

[86] Vaquero Roncero LM, Sânchez Montero FJ, Muriel Villoria C. Efficacy of saline solution to prevent and treatment of post-dural puncture headache.*Rev Esp Anestesiol Reanim.* 2004;51:589-94.

[87] Stevens DS, Peters-Asdourian C. Treatment of post-dural puncture headache with epidural dextran patch. *Reg Anesth.* 1993;18:324-5.

[88] Salvador L, Carrero E, Castillo J, Villalonga A, Nalda MA. Prevenção da cefaleia pós-punção dural com dextran40 administrado por via epidural. *Reg Anesth.* 1992;17:357-8.

[89] Boskovski N, Lewinski A. Epidural morphine for the prevention of headache following dural puncture. *Anaesthesia.* 1982;37:217-8.

[90] Thangathurai D, Bowles HF, Allen HW, Mikhail MS. Morfina epidural e cefaleia secundária a punção dural. *Anaesthesia.*1988;43:519.

[91] Eldor J, Guedj P. Epidural morphine for prophylaxis of post dural puncture headache in parturients. *Reg Anesth.* 1992;17:112.

[92] Cesur M, Alici HA, Erdem AF, Silbir F, Celik M. Diminuição da incidência de cefaleias após punção dural não intencional em pacientes com parto por cesariana administradas com analgesia epidural pós-operatória. *J Anesth.* 2009;23:31-5.

[93] Martlew RA. Opióides espinhais e a prevenção da cefaleia pós-punção dural. *Anaesthesia.* 2009;64:93-104.

[94] Abboud TK, Zhu J, Reyes A, Miller H, Steffens Z, Afrasiabi K, et al. Effect of subarachnoid morphine on the incidence of spinal headache. *Reg Anesth.* 1992;17:34-6.

[95] Boonmak P, Boonmak S. Epidural blood patching for preventing and treating post-dural puncture headache. *Cochrane Database Syst Rev.*2010;20(1):CD001791.

[96] Vilming ST, Kloster R, Sandvik L. Quando deve ser efectuado um bloodpatch epidural na cefaleia pós-punção lombar? Uma abordagem teórica baseada numa coorte de 79 pacientes. *Cephalalgia.*2005;25:523-7.

[97] Loeser EA, Hill GE, Bennet GM, Sederberg JH. Time vs success rate for epidural blood patch. *Anesthesiology.* 1978;49:147-8.

[98] Tourtellotte WW, Haerer AF, Heller GL, Somers JE. Cefaleias por punção lombar. Springfield, Illinois: Charles C. Tomas; 1964.

[99] Sharma R, Panda A. Cefaleia induzida por ondansetron numa parturiente que imita a cefaleia pós-punção dural. *Can J Anesth.* 2010;57:187-8.

[100] Holder HG. Reacções após anestesia espinal. *JAMA.* 1944;124:56-7.

[101] Raskin NH. Cefaleia por punção lombar: uma revisão. *Headache.* 1990;30:197- 200.

[102] Schezer PH, Abel L. Cefaleia pós-raquianestesia tratada com cafeína. Avaliação com método de demanda. Parte I. *Curr Ther Res.* 1978;24:307-12.

[103] Jarvis AP, Greenawalt JW, Fagraeus L. Intravenous caffeine for postdural puncture headache [C]. *Anesth Analg.* 1986;65:316-7.

[104] Camann WR, Murray RS, Mushlin PS, Lambert DH. Effects of oral caffeine on postdural puncture headache. Um estudo duplamente cego, controlado por placebo. *Anesth Analg.* 1990;70:181-4.

[105] Gormley JB. Tratamento da cefaleia pós-espinhal. *Anesthesiology.* 1960;21:565-6.

[106] DiGiovanni AJ, Dunbar BS. Injecções epidurais de sangue autólogo para a cefaleia pós-punção lombar. *Anesth Analg.* 1970;49:268-71.

[107] vanKooten F, Oedit R, Bakker SLM, Dippel DWJ. Epidural blood patch in post dural

puncture headache: a randomised, observer blind, controlled clinical trial. *J Neurol Neurosurg Psychiatry*. 2008;79:553-8.

[108] Sandesc D, Lupei MI, Sirbu C, Plavat C, Bedreag O, Vernic C. Tratamento convencional ou adesivo sanguíneo epidural para o tratamento de diferentes etiologias de cefaleia pós-punção dural. *Ata Anaesthesiol Belg*. 2006;57:55-6.

[109] Angle P, Tang SLT, Thompson D, Szalai JP. Expectant management of post-dural puncture headache increases hospital length of stay and emergency room visits. *Can J Anaesth*. 2005;52:397-402.

[110] Crawford JS. Experiências com o adesivo de sangue epidural. *Anaesthesia*. 1980;35:513-5.

[111] Chen LK, Huang CH, Jean WH, Lu CW, Lin CJ, Sun WZ, et al. Volumes efectivos de adesivo sanguíneo epidural para a cefaleia pós-punção dural em mulheres taiwanesas. *J Formos Med Assoc*. 2007;106:134-40.

[112] Ghai A. Epidural catheter withdrawal - an answer to ineffective epidural blood patch. *Ata Anesthesiol Scand*. 2008;52:865-6.

[113] Taivainen T, Pitkanen M, Touminen M, Rosemberg PH. Eficácia do penso de sangue epidural para a cefaleia pós-punção dural. *Ata Anesthesiol Scand*. 1993;37:702-5.

[114] Ylonen P, Kokki H. Adesivo sanguíneo epidural para o tratamento da cefaleia pós-punção dural em adolescentes. *Ata Anesthesiol Scand*. 2002;46:794-8.

[115] Ylonen P, Kokki H. Gestão da cefaleia pós-punção dural com um penso de sangue epidural em crianças. *Paediatr Anaesth*. 2002;12:526-9.

[116] Lewis S, Nolan J. Postdural puncture headache in children (Cefaleia pós-punção dural em crianças). *Paediatr Anaesth*. 2003;13:366-71.

[117] Martin R, Jourdain S, Clairoux M, Tétrault JP. Duração da posição de decúbito após a

aplicação de um penso de sangue epidural. *Can J Anaesth.* 1994;41:23-5.

[118] Hachimi MA, Elkartouti A, Rafik R, Jaafari A, Hannafi M, Mahmoud A. Blood-patch: remédio eficaz imediato para a cefaleia secundária a lesão da dura-máter. *Ann Fr Anesth Reanim.*2009;28:748-50.

[119] Baraz R, Collis ER. The management of accidental dural punctureduring labour epidural analgesia: a survey of UK practice. *Anaesthesia.*2005;60:673-9.

[120] Cesur M, Alici HA, Erdem AF, Yuksek MS. Epidural blood patch with allogenic blood for post-dural puncture headache. *Int J Obstetr Anesth.* 2005;14:261-2.

[121] Trentman TL, Hoxworth JM, Kusne S, Torloni AS, Patel NP, RosenfeldDM. Bloodpatch epidural alogénico no contexto de cefaleia espinal persistente e coccidioidomicose disseminada. *Pain Physician.*2009;12:639-43.

[122] Bevaqua BK, Slucky AV. Adesivo de sangue epidural num paciente com infeção por HIV. *Anesthesiology.* 1991;74:952 3.

[123] Tom DJ, Gulevich SJ, Shapiro HM, Heaton RK, Grant I. Adesivo sanguíneo epidural no paciente HIV positivo. Revisão da experiência clínica. Centro de Investigação Neurocomportamental do VIH de San Diego. *Anesthesiology.* 1992;76:943-7.

[124] Kalina P, Craigo P, Weingarten T. Intrathecal injection of epidural blood patch: a case report and review of the literature. *Emerg Radiol.* 2004;11:56-9.

[125] Woodward WM, Levy DM, Dixon AM. Exacerbação da cefaleia pós-punção dural após aplicação de sangue epidural. *Can J Anaesth.*1994;41:628-31.

[126] Ong BY, Graham CR, Ringaert KRA, Cohen MM, Palahniuk RJ. Analgesia epidural prejudicada após punção dural com e sem patch de sangue subsecutivo. *Anesth Analg.* 1990;70:76-9.

[127] Hebl JR, Horlocker TT, Chantigian RC, Schroeder DR. Epidural anesthesia and

analgesia are not impaired after dural puncture with or without epidural blood patch. *Anesth Analg.* 1999;89:390-4.

[128] Moral Turiel M, Oliva Rodriguez Simón M, Sahagùn de la Lastra J, Yuste Pascual JA. Tratamento da cefaleia pós-punção dural com hidrocortisona intravenosa. *Rev Esp Anestesiol Reanim.*2001;49:101-4.

[129] Noyan Ashraf MA, Sadeghi A, Azarbakht Z, Salehi S, Hamerdiseresht E. Avaliação da hidrocortisona intravenosa na redução da cefaleia após raquianestesia: um estudo clínico controlado duplamente cego. *Middle East J Anesthesiol.* 2007;19:415-22.

[130] Gupta S, Agrawal A. Cefaleia pós-punção dural e ACTH. *J Clin Anesth.* 1997;9:258.

[131] Ghai A, Wadhera R. Adrenocorticotrophic hormone - is a single dose sufficient for postdural puncture headache? *Ata Anesthesiol Scand.* 2007;51:266.

[132] Baysinger C, Menk E, Horte E, Middaugh R. O tratamento bem-sucedido da cefaleia por punção dural após falha do adesivo sanguíneo epidural. *Anesth Analg.* 1986;65:1242-4.

[133] Collier BB. Tratamento da CPPD. *Br J Anaesth.* 1994;72:366-7.

[134] Carter BL, Pasupuleti R. Use of intravenous cosyntropin in the treatment of postdural puncture headache. *Anesthesiology.* 2000;92:272-4.

[135] Foster P. ACTH treatment for post-lumbar puncture headache (tratamento com ACTH para cefaleias pós-punção lombar). *Br J Anaesth.* 1994;73:429.

[136] Cânovas L, Barros C, Gómez A, Castro M, Castro A. Utilização de tetracosactina intravenosa no tratamento da cefaleia pós-punção dural: a nossa experiência em quarenta casos. *Anesth Analg.* 2002;94:1365- 76.

[137] Rucklidge MWM, Yentis SM, Paech MJ. Synacthen Depot para o tratamento da cefaleia pós-punção dural. *Anaesthesia.* 2004;59:138-41.

[138] Oliver CD, White SA. Ajustes inexplicáveis em três parturientes que sofrem de cefaleia pós-punção dural. *Br J Anesth.* 2002;89:782-5.

[139] Conelly NR, Parker RK, Rahimi A, Gibson CS. Sumatriptan in patients with postdural puncture headache. *Headache.* 2000;40:316-9.

[140] Bussone G, Tullo V, d'Onofrio F, Petretta V, Curone M, Frediani F, et al. Frovatriptan for the prevention of postdural puncture headache. *Cephalalgia.* 2007;27:809-13.

[141] Hakim S, Khan RM, Maroof M, Usmani H, Huda W, Jafri F. Methylergonovine maleate (methergine) relieves postdural puncture headache in obstetric patients. *Ata Obstet Gynecol Scand.* 2005;84:100.

[142] Alici HA, Cesur M, Erdem AF, Ingec M, Bebek Z. Será a methergina, por si só, suficiente para aliviar a cefaleia pós-punção dural? *Ata Obstet Gynecol Scand.* 2005;85:632-4.

[143] Ergün U, Say B, Ozer G, Tunc T, Sen M, Tüfekcioglu S, et al. Intravenous theophylline decreases post-dural puncture headaches. *J Clin Neurosci.* 2008;15:1102-4.

[144] Sheen MJ, Ho ST. Mirtazapina alivia a cefaleia pós-punção dural. *Anesth Analg.* 2008;107:346.

[145] Lin YT, Sheen MJ, Huang ST, Hong HC, Cherng CH, Wong CS, et al. Gabapentina alivia a cefaleia pós-punção dural - relato de dois casos. *Ata Anesthesiol Taiwan.* 2007;45:47-51.

[146] Matute E, Bonilla S, Gironés A, Planas A. Bloqueio bilateral do nervo occipital maior para cefaleia pós-punção dural. *Anaesthesia.* 2008;63:551-60.

[147] Naja Z, Al-Tannir M, El-Rajab M, Ziade F, Baraka A. Nerve stimulator- guided occipital nerve blockade for postdural puncture headache. *Pain Pract.* 2009;9:51-8.

[148] Akin Takmaz S, UnalKantekin C, Kaymak C, Basar H. Tratamento da cefaleia pós-

punção dural com bloqueio bilateral do nervo occipital maior. *Headache.* 2010;26:865-6.

[149] Sharma A, Cheam E. Acupunture in the management of post-partum headache following neuraxial analgesia. *Int J ObstetAnesth.* 2009;18:417-9.

[150] Rice GG, Dabbs CH. O uso de injecções peridurais e subaracnóides de solução salina no tratamento de cefaleias pós-espinhais graves. *Anesthesiology.* 1950;11:17-23.

[151] Barrios-Alarcón J, Aldrete JA, Paragas-Tapia D. Alívio da cefaleia pós-punção dural com dextrano 40 epidural: um relatório preliminar. *Reg Anesth.* 1989;14:78-80.

[152] Chanimow M, Berman S, Cohen ML, Friedland M, Weissgarten J, Averbukh Z, et al. Dextran 40 (Rheomacrodex) ou Polygeline (Haemaccel) como adesivo epidural para cefaleia pós-punção dural: um estudo de neurotoxicidade num modelo de rato de Dextran 40 e Polygeline injetado por via intratecal. *Eur J Anaesthesiol.* 2006;23:776-80.

[153] Aldrete JA. Cefaléia persistente pós-punção dural tratada com infusão epidural de dextran. *Headache.* 1994;34:265-7.

[154] Crul BJP, Gerritse BM, van Dongen RTM, Schoonderwaldt HC. A injeção epidural de cola de fibrina interrompe a dor de cabeça persistente pós-punção dural. *Anesthesiology.* 1999;91:576-7.

[155] Garcia-Aguado R, Gil F, Barcia JA, Aznar J, Hostalet F, Barberà J, et al. Selagem percutânea profiláctica do orifício de punção pós-dural lombar com cola de fibrina para prevenir a fuga de líquido cefalorraquidiano em suínos. *Anesth Analg.* 2000;90:894-8.

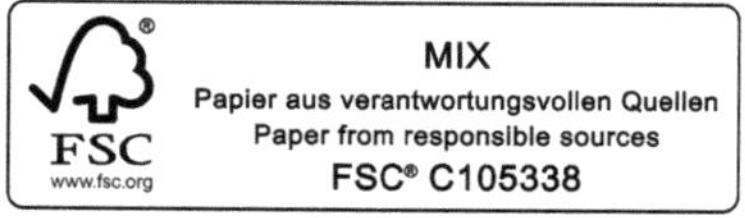

Printed by Books on Demand GmbH, Norderstedt / Germany